AF582394

LES

ANÉVRISMES DE L'AORTE

INTRA-PÉRICARDIQUE

PAR

Eugène MUREL

DOCTEUR EN MÉDECINE

ANCIEN INTERNE DES HOPITAUX DE MARSEILLE

ANCIEN EXTERNE DES MÊMES HOPITAUX

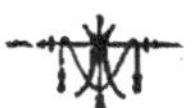

MONTPELLIER

IMPRIMERIE FIRMIN, MONTANE ET SICARDI

Rue Ferdinand-Fabre et quai du Verdanson

—

1908

PERSONNEL DE LA FACULTÉ

MM. MAIRET (✻) . . . . Doyen
SARDA . . . . Assesseur

Professeurs

Clinique médicale	MM. GRASSET (✻).
Clinique chirurgicale	TEDENAT (✻).
Thérapeutique et matière médicale. . . .	HAMELIN (✻)
Clinique médicale	CARRIEU.
Clinique des maladies mentales et nerv.	MAIRET (✻).
Physique médicale.	IMBERT.
Botanique et hist. nat. méd.	GRANEL.
Clinique chirurgicale.	FORGUE (✻).
Clinique ophtalmologique.	TRUC (✻).
Chimie médicale.	VILLE.
Physiologie.	HEDON.
Histologie	VIALLETON.
Pathologie interne	DUCAMP.
Anatomie.	GILIS.
Clinique chirurgicale infantile et orthop.	ESTOR.
Microbiologie	RODET.
Médecine légale et toxicologie	SARDA.
Clinique des maladies des enfants	BAUMEL.
Anatomie pathologique	BOSC.
Hygiène.	BERTIN-SANS (H.)
Pathologie et thérapeutique générales . .	RAUZIER.
Clinique obstétricale.	VALLOIS.

Professeurs adjoints : MM. de ROUVILLE, PUECH, MOURET
Doyen honoraire : M. VIALLETON
Professeurs honoraires : MM. E. BERTIN-SANS (✻), GRYNFELTT
M. H. GOT, *Secrétaire honoraire*

Chargés de Cours complémentaires

Clinique ann. des mal. syphil. et cutanées	MM. VEDEL, agrégé.
Clinique annexe des mal. des vieillards. .	VIRES, agrégé.
Pathologie externe	LAPEYRE, agr. lib.
Clinique gynécologique.	de ROUVILLE, prof. adj.
Accouchements.	PUECH, Prof. adj.
Clinique des maladies des voies urinaires	JEANBRAU, agr.
Clinique d'oto-rhino-laryngologie	MOURET, Prof. adj.
Médecine opératoire.	SOUBEYRAN, agrégé.

Agrégés en exercice

MM. GALAVIELLE	MM. SOUBEYRAN	MM. LEENHARDT
VIRES	GUERIN	GAUSSEL
VEDEL	GAGNIERE	RICHE
JEANBRAU	GRYNFELTT Ed.	CABANNES
POUJOL	LAGRIFFOUL.	DERRIEN

M. IZARD, *secrétaire.*

Examinateurs de la Thèse

MM. RAUZIER, *président.*	MM. LEENHARDT, *agrégé.*
BOSC, *professeur.*	GAUSSEL, *agrégé.*

La Faculté de Médecine de Montpellier déclare que les opinions émises dans les Dissertations qui lui sont présentées doivent être considérées comme propres à leur auteur ; qu'elle n'entend leur donner ni approbation, ni improbation

A MON PÈRE A ET MA MÈRE

E. MUREL.

A MON PRÉSIDENT DE THÈSE

MONSIEUR LE DOCTEUR RAUZIER

PROFESSEUR DE PATHOLOGIE GÉNÉRALE A LA FACULTÉ DE MÉDECINE
DE MONTPELLIER

E. MUREL.

A MONSIEUR LE DOCTEUR BOINET

PROFESSEUR A L'ÉCOLE DE MÉDECINE DE MARSEILLE

MÉDECIN DES HOPITAUX

E. MUREL.

LES

ANÉVRISMES DE L'AORTE

INTRA-PÉRICARDIQUE

ÉTUDE CLINIQUE

INTRODUCTION

Les anévrismes de l'aorte sont connus et décrits depuis la fin du XVIe siècle. Fernel aurait le premier signalé à l'attention des médecins cette lésion artérielle. Mais ce serait Vésale qui, d'après Laënnec, aurait donné la première description exacte de l'anévrisme aortique.

Peu à peu, l'histoire de cet anévrisme se complète et nous notons au passage les noms de Lancisi et de Valsalva au XVIIe siècle, celui de Morgagni au XVIIIe siècle.

Corvisart, Scarpa, Laënnec achèvent de faire connaître l'anévrisme aortique au public médical et fixent plusieurs points encore mal étudiés. C'est ainsi que Laënnec décrit les phénomènes de compression, la différence entre les pouls radiaux, etc.

Au XIXe siècle, Bouillaud s'attache à l'étude des signes d'auscultation de l'anévrisme dont l'anatomie pathologique est bientôt connue grâce à Hodgson, à Cruveilhier, à Rokitansky.

Dans les pays étrangers, les anévrismes de l'aorte ont été bien étudiés, notamment en Angleterre et en Italie. On ne saurait, en effet, passer sous silence les noms de Thurnam, de Stokes, de Douglas-Powell, de Ciniselli, de Bacelli, etc.

De nos jours enfin, nombreux sont les auteurs qui se sont occupés de cette question.

Une forme un peu moins connue de l'anévrisme de l'aorte a été mise en lumière ces dernières années par M. le professeur Boinet ; c'est l'anévrisme de l'aorte intra-péricardique. Il peut s'agir, dans ces cas, soit d'un anévrisme de l'aorte ascendante dont la partie inférieure est contenue dans la séreuse, soit d'un anévrisme de petit volume limité à la portion intra-péricardique de l'aorte. Cette localisation spéciale, portant sur la portion de l'aorte contenue dans le péricarde, donne à cette affection une physionomie un peu particulière au point de vue clinique. C'est ce qui fera l'objet de ce travail.

Après quelques brèves considérations anatomiques, étiologiques et anatomo-pathologiques, nous étudierons d'une façon plus attentive la symptomatologie de l'anévrisme de l'aorte intra-péricardique, et nous verrons que les malades qui en sont atteints présentent souvent le syndrome asystolique.

Mais, avant de commencer, il nous reste à remplir un devoir bien doux. C'est celui d'exprimer notre reconnaissance à tous nos maîtres de l'Ecole de médecine et des hôpitaux de Marseille, qui ont contribué à notre éducation médicale. Nos remerciements iront, en particulier, à M. le professeur Boinet, qui, après nous avoir fourni l'idée de ce travail, a mis à notre disposition les pièces anatomiques qui en forment la base.

ANATOMIE DE L'AORTE INTRA-PERICARDIQUE

Avant d'étudier les caractères particuliers qui donnent à l'anévrisme de l'aorte intra-péricardique un aspect propre, il sera peut-être bon d'appeler brièvement l'attention sur quelques notions anatomiques.

La portion ascendante de l'aorte est logée dans le péricarde, dans presque toute son étendue. Ce dernier, en effet, fusionne avec la paroi antérieure de l'aorte à 68 millimètres environ au-dessus de l'origine de ce vaisseau. Testut, qui s'est livré à ce sujet à une série de mensurations, donne ce chiffre de 68 millimètres comme une moyenne. Dans les divers cas qu'il a étudiés, il a trouvé des dimensions variant entre 62 et 85 millimètres. Le point le plus élevé de l'insertion du péricarde sur l'aorte, point auquel Haller a donné le nom de corne supérieure du péricarde, se trouve situé sur le côté postéro-externe du tronc brachio-céphalique.

Dans son trajet intra-péricardique, l'aorte recouverte de la séreuse, est en rapport, en avant avec la face postérieure du sternum, en arrière avec la face antérieure de l'oreillette droite dont la sépare le sinus transverse de Theile. Toujours sur sa face postérieure, mais au-dessus de l'oreillette, elle est croisée transversalement par la branche droite de l'artère pulmonaire. A droite, elle répond à l'auricule droite et au-dessus de l'auricule, à la veine cave inférieure. A gauche, elle est en rapport avec le tronc de l'artère pulmonaire qui la contourne. Ce rapport est dautant plus immédiat que le feuillet viscéral du péricarde leur forme à ce niveau une gaine commune.

Ces rapports, on le voit, sont fort importants, et ce sont eux surtout qui contribuent à donner à l'anévrisme de l'aorte intra-péricardique sa physionomie propre. Il est donc nécessaire d'avoir ces notions anatomiques bien présentes à la mémoire pour comprendre et interpréter les symptômes que présente cette affection.

CONSIDERATIONS ETIOLOGIQUES ET ANATOMO-PATHOLOGIQUES

Au point de vue de l'étiologie, nous n'avons pas vu, dans les divers cas que nous avons pu analyser, intervenir un élément extraordinaire.

Les trois malades dont on lira plus loin les observations étaient âgés respectivement, le premier de 53 ans, le deuxième de 38 ans, et le troisième de 59 ans. Or, d'après la statistique de Lebert, l'anévrisme aortique apparaît ordinairement entre cinquante et soixante ans. Il n'y a donc pas de différence au sujet de l'âge. Il n'y en a pas non plus au sujet du sexe puisque nos trois malades étaient trois hommes et l'on connaît depuis longtemps la fréquence de cette lésion dans le sexe masculin. Boinet, en effet, a publié une statistique portant sur 28 cas et concernant 23 hommes et 5 femmes.

Au point de vue de la profession, l'influence des métiers pénibles est bien connue. C'est ainsi que nos malades étaient, l'un docker, le second charretier, et le troisième veilleur de nuit.

Dans ces dernières années, on a donné à la syphilis et à l'impaludisme une importance considérable dans l'étiologie de l'anévrisme aortique. C'est ainsi que pour Fraenkel, 47 pour 100 des anévrismes sont syphilitiques. Pour

Etienne, il y en a 70 pour 100. L'impaludisme a été invoqué comme facteur étiologique par Lancereaux, dont l'opinion, il est vrai, a été combattue par Laveran, Cornil, Kelsh et Kiener. Or, si dans le cas de d'Espine, que l'on trouvera plus loin, la syphilis a été notée dans les antécédents du malade, dans nos trois cas, il a été impossible de retrouver toute trace de ces deux facteurs. Les trois malades, en effet, niaient aussi bien la syphilis que l'impaludisme et un examen minutieux ne permettait pas de déceler chez eux la moindre trace de l'une ou de l'autre de ces affections. Par contre, les deux premiers avouaient des habitudes d'alcoolisme.

Les maladies infectieuses ont certainement dans l'étiologie des anévrismes de l'aorte une valeur que personne ne songe à contester. Or, deux de nos malades (observations II et III), avaient été atteints de cette infection protéiforme qu'est la grippe. Chez l'un d'eux (observation III), elle s'était compliquée de pneumonie.

Enfin, les émotions morales, les traumatismes ont été aussi incriminés. On verra, en lisant l'observation III qu'un de nos malades avait été agressé par des malfaiteurs peu de temps avant l'apparition de son anévrisme. N'y a-t-il là qu'une simple coïncidence, ou bien faut-il y voir un rapport de causalité ?

On le voit par ce rapide exposé, l'étiologie de l'anévrisme intra-péricardique ne présente rien de bien particulier. Peut-être pourrait-on noter l'absence de syphilis dans nos trois observations et la présence de la grippe dans deux d'entre elles. Mais, en somme, les facteurs qui concourent au développement de la lésion artérielle paraissent être les mêmes, qu'il s'agisse d'anévrisme intra ou extra-péricardique.

Les anévrismes aortiques, de même que les anévrismes en général, sont fusiformes ou sacciformes, suivant qu'ils intéressent toute la circonférence ou seulement une partie de la paroi artérielle. Ceux de l'aorte intra-péricardique paraissent appartenir plutôt à cette seconde catégorie. Il en était ainsi dans les trois cas que nous rapportons ici, ainsi que dans le cas de d'Espine. Quant au volume, il varie dans de grandes proportions. Rien de particulier à noter de ce côté. Dans un cas (obs. I), l'anévrisme avait les dimensions d'une noisette. Dans un autre (obs. III), il avait les dimensions d'une tête d'enfant de trois à quatre ans.

Les anévrismes de l'aorte thoracique ont leur siège habituel sur l'aorte ascendante et sur la crosse de l'aorte. Lebert, en effet, dans une statistique de 60 cas, donne les chiffres suivants :

Anévrismes siégeant sur l'aorte ascendante....	24
Anévrismes siégeant sur la crosse de l'aorte....	27
Anévrismes siégeant sur l'aorte descendante....	9

Les anévrismes de l'aorte ascendante ne sont donc pas rares. Or, nous savons que très souvent, ils sont, au moins partiellement, intra-péricardiques. Il importe donc de bien connaître leurs symptômes et leur allure clinique.

SYMPTOMATOLOGIE

Aspect clinique

Nous avons dit, au début de ces pages, que ce qui donne aux anévrismes de l'aorte une allure personnelle, ce qui les différencie les uns des autres, c'est leur symptomatologie. M. le professeur Boinet, dans une communication qu'il faisait en juin 1908, à l'Académie de médecine, disait en parlant d'eux :

« Les anévrismes simulent souvent de simples affections cardiaques (insuffisance ou rétrécissement aortique, rétrécissement de l'artère pulmonaire), ou bien ils évoluent en présentant le syndrome de l'asystolie. »

En 1902, d'Espine, dans la *Revue de médecine*, exprimait une opinion analogue et il ajoutait que la compression du tronc de l'artère pulmonaire ou du conus arteriosus, peut entraîner une insuffisance tricuspide par dilatation des cavités droites du cœur.

Nous allons passer en revue les principaux symptômes de l'anévrisme aortique et nous verrons les modifications qu'ils subissent lorsque la lésion artérielle siège sur la portion intra-péricardique de l'aorte.

Les anévrismes de l'aorte se traduisent par deux séries de symptômes, les signes physiques et les symptômes fonctionnels. Etudions-les successivement.

Les signes physiques, de beaucoup les plus importants, sont fournis par l'examen physique du malade et se basent sur les résultats fournis par l'inspection, la palpation, la percussion et l'auscultation.

L'inspection révèle la voussure sternale même avant l'usure des parois thoraciques par la poche anévrismale. Cette voussure présente un siège spécial lorsque c'est l'aorte ascendante qui est lésée et avec elle l'aorte intra-péricardique. La voussure se trouvera du côté droit du sternum, au niveau du deuxième ou du troisième espace intercostal. Quelquefois même, c'est encore plus bas qu'il faudra la chercher. Dans l'observation III, en effet, la voussure siégeait dans le deuxième espace intercostal ; mais dans l'observation I, elle siégeait dans le cinquième espace. Notons donc, au passage, que le siège de la voussure est quelquefois abaissé lorsque l'anévrisme est intra-péricardique.

La palpation permet de sentir les battements dont la tumeur est animée. Ce n'est pas un simple soulèvement de la tumeur que l'on sent, c'est une véritable expansion. Ce phénomène offre une importance séméiotique d'autant moins grande qu'on est plus rapproché de la région précordiale.

En se rapprochant du cœur, les données deviennent de moins en moins caractéristiques et l'on peut se demander si ce n'est point le cœur lui-même, qui, par suite d'une hypertrophie, amène ces pulsations isochrones à ses battements et la voussure qui les accompagne. Or, il est évident que l'anévrisme le plus rapproché du cœur est celui qui siège en totalité ou en partie dans le péricarde. La palpation aura donc moins de valeur dans le cas d'anévrisme intra-péricardique que dans le cas d'anévrisme de la crosse de l'aorte, par exemple.

La percussion est un procédé d'exploration qui fournit des résultats moins importants que les autres. Au niveau de la lésion, on trouve une matité plus ou moins étendue suivant le volume de celle-ci. On a objecté à ce signe qu'il se retrouve dans presque toutes les tumeurs du médiastin et que sa valeur symptomatique se trouve, de ce fait, bien diminuée. En effet, l'existence d'une matité circonscrite au voisinage du tronc aortique, même dans le cas où il est possible d'en dessiner nettement les contours, ne démontre qu'une seule chose, c'est qu'il s'est développé une tumeur quelconque sur ce point.

Cela est vrai, sans doute ; mais, dans le cas qui nous occupe, la percussion nous fournit un élément qui n'est pas négligeable. On peut constater, en effet, que lorsque l'anévrisme est intra-péricardique, la matité anévrismale se continue avec la matité cardiaque.

Il n'y a pas entre ces deux matités de solution de continuité. Cela est logique, puisque l'anévrisme, étant donné son siège, est accolé au cœur. Il y a là une matité cardio-anévrismale qui rappelle, dans un autre ordre d'idées, la matité cardio-hépatique des vieux cardiaques. Entre les deux zones mates, zone cardiaque et zone anévrismale, on ne trouve donc pas la moindre bande sonore comme ce serait le cas si l'anévrisme siégeait sur une autre portion de l'aorte.

Mais c'est l'auscultation qui permet de constater les symptômes les plus importants.

Dans les cas d'anévrismes aortiques, l'oreille perçoit au niveau de la tumeur anévrismale, soit des bruits, soit des souffles.

Stokes, le premier, en 1833 d'abord, puis en 1834, mentionna l'existence fréquente dans l'anévrisme thoracique d'un premier et d'un deuxième bruits, rappelant tout à

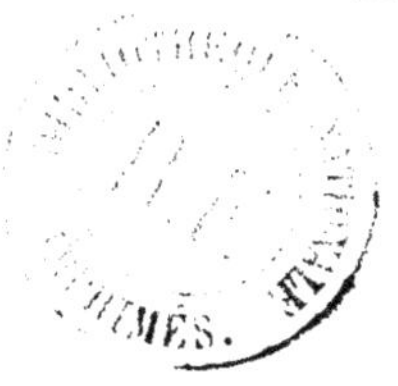

fait les bruits normaux du cœur. On lit, en effet, dans le traité des maladies du cœur et de l'aorte : « Il est difficile, sinon impossible, à un bon observateur, dont on banderait les yeux, et dont on placerait soi-même le stéthoscope, de les distinguer des bruits ordinaires du cœur placé sous le coup d'une stimulation. »

Ces bruits, on le sait, sont souvent remplacés par des souffles, indiquant alors la production de certaines modifications anatomiques du côté de l'aorte ou du côté du cœur.

Que deviennent ces bruits dans les cas particuliers où l'anévrisme siège dans le péricarde. Voici ce que nous avons observé.

Dans un cas (observation I), on notait à la pointe un souffle systolique avec légère propagation vers l'aisselle. A la base et le long du bord droit du sternum existait un souffle systolique intense s'accompagnant d'un souffle diastolique moins marqué. La percussion et l'inspection ne fournissant chez ce malade que des résultats négatifs, on voit que la confusion avec une lésion valvulaire aortique était fort possible.

Dans le second cas (observation II), on notait un souffle au premier temps à l'orifice aortique avec maximum vers le troisième espace intercostal droit à trois travers de doigt du sternum. Ici encore on pouvait penser à une lésion des valvules de l'aorte.

Dans le troisième cas (observation III), l'erreur n'était pas possible, étant données les dimensions de l'anévrisme qui bombait fortement sous les côtes subluxant l'extrémité interne de la clavicule. Chez ce malade, du reste, on percevait un soufle systolique très net.

Dans le cas de d'Espine enfin, on entendait à la base du cœur, au foyer de l'artère pulmonaire un gros souffle diastolique précédé d'un léger souffle systolique. La constatation de ce symptôme avait d'abord fait penser le professieur Revilliod à une insuffisance de l'artère pulmonaire.

En résumé, lorsque l'anévrisme est intra-péricardique, il est rare que l'auscultation permette d'entendre ce que Jaccoud appelait « les signes stéthoscopiques normaux de l'anévrisme aortique », c'est-à-dire des bruits de percussion ou des claquements semblables à ceux du cœur. Ce que l'on entend, dans ce cas, ce sont des souffles d'intensité variable et de siège différent et qui sont le résultat ordinaire des compressions exercées par l'anévrisme sur les vaisseaux du voisinage ou sur les cavités du cœur.

Nous avons vu, dans les pages qui précèdent, les modifications que fait subir aux signes physiques des anévrismes de l'aorte leur localisation sur la portion intra-péricardique de ce vaisseau. Voyons maintenant ce que deviennent les signes fonctionnels.

Les troubles de la sensibilité nous ont paru moins marqués. En effet, chez deux de nos malades (observations I et II), nous n'en avons noté aucun. Le troisième, par contre, en a présenté. Il y avait chez lui du refroidissement et des fourmillements du membre supérieur droit. Mais remarquons que son anévrisme très volumineux était intra-péricardique dans sa partie inférieure seulement.

Ce malade était aussi le seul à présenter des troubles de la phonation. Il avait une paralysie de la corde vocale gauche constatée à l'examen laryngoscopique. Sa toux était rauque et discordante.

Les troubles de la respiration étaient par contre fortement accusés chez nos trois malades.

Le premier présentait une vive dyspnée et l'auscultation permettait de constater de la congestion aux deux bases en même temps que l'on notait au sommet gauche un léger souffle et des râles crépitants à l'inspiration.

Le second était, lui aussi, très dyspnéique et, dans toute l'étendue des deux poumons, on percevait les râles fins de l'œdème pulmonaire.

Chez le troisième, les phénomènes pulmonaires étaient moins marqués, mais la dyspnée était assez forte et s'accompagnait de cornage.

Enfin, le malade de d'Espine présentait de la congestion des bases et il eut plus tard les symptômes de l'apoplexie pulmonaire.

Il semble donc que, dans l'anévrisme intra-péricardique, les troubles respiratoires sont dus moins à la compression de la trachée qu'aux troubles de la circulation de l'appareil pulmonaire lui-même. Cette circulation est gênée par suite de la compression des vaisseaux pulmonaires et du cœur droit. On a cité à la suite de cette compression des cas de tuberculose et même de gangrène pulmonaire. La trachée, qui est, en somme, assez éloignée de la portion intra-péricardique de l'aorte, échappera assez souvent à la compression produite par un anévrisme siégeant sur cette portion du vaisseau. Pour qu'elle soit comprimée, il faut alors que l'anévrisme prenne les dimensions considérables qu'il avait chez notre troisième malade. Le même raisonnement s'applique aux troubles de la déglutition qui seront, on le devine, légers ou même nuls, tant que l'anévrisme sera cantonné dans le péricarde.

Par contre, les troubles circulatoires seront, en général, plus marqués dans l'anévrisme intra-péricardique que dans l'anévrisme extra-péricardique. Et c'est là certainement ce qui contribue le plus à donner à cette variété d'anévrisme sa physionomie particulière. C'est ce qui donne aux malades atteints de cette affection l'allure de véritables cardiaques succombant au milieu de phénomènes qui rappellent ceux de l'asystolie. D'Espine, dans le mémoire qu'il a publié en 1902, dans la *Revue de médecine*, insistait sur ces faits et il ajoutait : « Les malades succombent comme des cardiaques à l'anasarque, à la cachexie, à l'anoxémie. »

Ces troubles circulatoires sont dus aux différentes compressions qu'exerce la poche anévrismatique. La compression de l'oreillette droite est une des plus fréquentes. Cela est, du reste, normal, puisque la face postérieure de l'aorte ascendante est en rapport presque immédiat avec elle. C'est à ce fait anatomique qu'il faut attribuer les troubles de la circulation de retour observés chez nos malades et en particulier chez le premier qui peut être considéré comme le prototype du genre.

On pouvait observer chez lui, non seulement la compression de la veine cave supérieure, qui existe dans les autres formes d'anévrisme aortique et qui se traduit par l'œdème du cou en pélerine, le tippet-like de Stokes, mais encore la compression de l'oreillette droite. Dans ces conditions, il n'est pas difficile de prévoir que la stase sanguine se produira également dans le second tributaire de cette oreillette, dans la veine cave inférieure. Cela nous explique l'œdème des membres inférieurs que présentaient le malade de l'observation I et celui de d'Espine. L'autopsie de ces malades a confirmé cette façon de voir puisqu'elle a démontré la présence de diverticules anévrismaux comprimant fortement l'oreillette et l'auricule droites.

Une seconde compression, fort importante aussi, au point de vue des désordres qu'elle détermine, est celle de l'artère pulmonaire. L'artère pulmonaire, qui se détache de la base du cœur, où elle fait suite à l'infundibulum du ventricule droit, est en rapport à droite avec l'aorte. Nous savons que ce rapport est étroit puisque le feuillet viscéral du péricarde fait aux deux vaisseaux une gaine commune. Quels seront les résultats dus à la compression inévitable qui sera la conséquence de ce voisinage immédiat ? Ils seront de deux sortes. Ce seront d'abord des troubles de la circulation pulmonaire. Nous avons déjà touché ce point et nous n'insisterons pas davantage. Ce seront, en second lieu, des troubles dans le fonctionnement du cœur. En effet, l'artère pulmonaire est comprimée par la tumeur anévrismale. Que va-t-il en résulter ? La connaissance de la physiologie normale du muscle cardiaque nous éclairera sur ce point. Au moment où se produit la systole ventriculaire, le sang contenu dans le ventricule droit passe dans l'artère pulmonaire. Mais, si l'artère pulmonaire est rétrécie, si son calibre est diminué, il est évident que le sang contenu dans le ventricule ne pourra pas y pénétrer à chaque contraction de ce ventricule. Dans ces conditions, la valvule triscupide, qui constitue la seconde porte du ventricule droit, se laissera bientôt forcer. Elle deviendra insuffisante et bientôt apparaîtront les conséquences habituelles de cette insuffisance sur le système veineux. Et de plus en plus, ces malades prendront l'aspect de véritables cardiaques.

Cette insuffisance de la valvule tricuspide se traduit, au point de vue clinique, par le souffle systolique que l'on entend, sur le sternum, à la pointe du cœur et à droite. C'est ainsi que dans l'observation de notre premier malade, on nota un souffle systolique un peu rude à la pointe. Ce souffle fut attribué à la dilatation et, par suite, à l'insuffisance de la valvule tricuspide et l'autopsie démontra le bien fondé de cette interprétation. Elle permit, en effet, de constater la compression de l'artère pulmonaire par l'anévrisme ainsi que la dilatation consécutive de la valvule tricuspide.

Dans le second cas (observation II), il en était de même; la même valvule était devenue insuffisante, toujours par suite de la compression de l'artère pulmonaire. Mais ici, le siège du souffle était différent. Il se trouvait au niveau même où se produisait la compression de l'artère pulmonaire et était dû au rétrécissement de ce vaisseau. Dans le cas de d'Espine, il en était à peu près de même.

Enfin, une dernière compression produite par l'anévrisme est celle de l'oreillette gauche. Elle se traduit, en clinique, par les troubles de la circulation pulmonaire de retour. Les veines pulmonaires ramènent au cœur le sang oxygéné. Si l'oreillette gauche, dont la contenance est diminuée par suite de la compression anévrismale, ne peut recevoir la totalité de ce sang, il se produira dans le tissu pulmonaire une stagnation plus ou moins complète qui servira de point de départ à l'œdème pulmonaire. Nous avons vu que chez nos malades, on avait trouvé des râles fins qui caractérisent cette lésion.

Tels sont les principaux troubles circulatoires que l'on trouve chez les malades porteurs d'anévrismes intra-péricardiques.

On le voit par ce rapide exposé, cette localisation de la lésion aortique se traduit, au point de vue clinique, par quelques symptômes particuliers qu'il est utile de connaître.

Les malades qui en sont atteints meurent comme des asystoliques. C'est à eux surtout que s'applique la parole de Rénon : « La mort arrive lentement par asystolie résultant de la compression des oreillettes et surtout de l'oreillette droite. »

C'est ainsi que mourut le malade de l'observation I. L'œdème s'était généralisé et avait gagné la paroi abdominale ; la dyspnée était extrême, le pouls défaillait. Les bruits du cœur étaient mal frappés et irréguliers, et il existait une oligurie assez marquée. En même temps les deux poumons présentaient des râles fins dus à l'œdème pulmonaire. L'agonie fut longue et dura cinq jours. N'est-ce pas ainsi que meurent les cardiaques ?

Notre second malade mourut plus vite, dans une syncope, mais après avoir présenté une dyspnée intense, ainsi que de l'œdème des membres et des poumons.

Quant à notre troisième malade, il est mort asphyxié par la compression de la trachée par l'anévrisme. Ce dernier, en effet, n'était plus seulement intra-péricardique. Il avait à ce moment le volume d'une tête d'enfant de 3 à 4 ans.

Le malade de d'Espine mourut avec de l'œdème des membres inférieurs et du scrotum, avec une vive dyspnée et avec des symptômes d'apoplexie pulmonaire.

Il faudra donc un examen attentif pour ne pas confondre un anévrisme de l'aorte intra-péricardique avec une maladie du cœur. Lorsque tous les symptômes anévrismaux existent, la voussure sterno-costale et la constatation des battements dont est animée la poche anévrismatique permettront facilement d'éviter l'erreur et de poser le diagnostic exact. Mais, il n'en est pas de même lorsque les symptômes cardiaux sont absents. Il faudra, dans ces cas, procéder à une analyse minutieuse des troubles fonctionnels puisqu'ils peuvent comme dans les cas que nous venons d'étudier, être interprétés de différentes façons.

OBSERVATIONS

Observation première

Due à M. le professeur Boinet

Cors..., Italien, âgé de 53 ans, exerçant le métier de docker, entre le 21 janvier 1908 à la salle Ducros, à l'Hôtel-Dieu.

Antécédents personnels. — Il dit n'avoir jamais été malade. Il n'a eu ni maladies infectieuses, ni rhumatisme ; il nie toute syphilis et avoue des habitudes alcooliques. Il est marié et n'a jamais eu d'enfants. Son père a été tué à la guerre et sa mère est encore vivante. Il n'a pas d'hérédité collatérale.

L'état morbide actuel est survenu progressivement. Depuis trois semaines environ, il ressent une suffocation qui augmente graduellement d'intensité; elle a atteint de telles proportions qu'il a dû abandonner son travail depuis sept jours. La gêne respiratoire, la dyspnée, sont considérables ; un œdème marqué se développe au niveau des membres inférieurs et gagne les mains, puis les membres supérieurs. Le malade tousse, ne crache pas, n'a pas de vomissements. Il urine souvent. L'état s'aggrave et il entre à l'hôpital avec des symptômes d'asystolie avancée.

Etat actuel. — Le malade est très dyspnéique, la face est congestionnée, les veines jugulaires ne sont pas très distendues ; les battements carotidiens sont modérés, le pouls radial est hypertendu ; un œdème sous-cutané marqué a envahi les deux membres inférieurs ; il est moins considérable au niveau de la face dorsale des mains et des avant-bras. Le cœur bat tumultueusement dans le cinquième espace intercostal, à un travers de doigt en dedans du mamelon.

A la pointe, on entend un souffle systolique un peu rude se propageant faiblement dans l'aisselle.

A la base et le long du bord droit du sternum, on perçoit un large souffle systolique d'une grande intensité. Il existe un souffle diastolique plus léger au même point.

La palpation et la percussion ne révèlent aucun autre signe particulier.

Les poumons sont le siège d'une forte congestion, plus prononcée aux deux bases. On trouve au sommet gauche de la matité, un souffle léger et des bouffées de râles crépitants à l'inspiration.

Le foie et la rate ne sont pas augmentés de volume. Les urines ne contiennent ni albumine, ni pigments biliaires.

Une large saignée pratiquée à l'entrée du malade à l'hôpital est suivie d'une grande amélioration symptomatique de courte durée.

Mais au bout de quelques jours, la dyspnée et la congestion pulmonaire s'accroissent ; l'œdème blanc, mou, devient très considérable au niveau des membres inférieurs. Il envahit le tissu cellulaire sous-cutané des bourses, de la paroi abdominale et thoracique ; il progresse au niveau des mains, des avant-bras et des bras ; puis il gagne le cou, la face, les paupières ; la cyanose des lèvres est forte. Le pouls radial reste hypertendu, et le cœur se contracte assez vigoureusement malgré les phénomènes asystoliques.

Les jours suivants, le souffle systolique est plus intense au niveau de la partie latérale droite de l'aorte ascendante ; il est plus expansif, plus vibrant, plus énergique qu'un souffle lié à une simple dilatation aortique ; il est immédiatement suivi d'un souffle diastolique, plus léger, situé sur le même point, s'éteignant sur place et ne se prolongeant pas le long du sternum comme celui de l'insuffisance aortique.

Le contraste existant entre ces signes d'auscultation, l'énergie du myocarde et ce syndrome asystolique avec anasarque sans albuminurie laisse le diagnostic hésitant.

L'état général s'aggrave : l'œdème généralisé et la dyspnée augmentent d'intensité, puis la torpeur, l'obnubilation, la somnolence s'accentuent progressivement et le malade succombe en présentant le syndrome de l'asystolie et l'aspect clinique d'un aortique chronique mitralisé avec dyspnée et suffocation considérable, défaillance du pouls, etc. L'agonie dura cinq jours, pendant lesquels la dyspnée était extrême et l'œdème des quatre membres énorme. Les bruits du cœur étaient sourds, irréguliers. Le souffle systolique, avec maximum plus marqué au niveau de la partie latérale droite de l'aorte ascendante, avait conservé son intensité. Les urines étaient rares, foncées. Les deux poumons présentaient les lésions d'un œdème généralisé, caractérisé par la présence de nombreux râles sous-crépitants. Le 4 février 1908, les troubles cardio-pulmonaires s'accroissent et le malade meurt assez brusquement.

Autopsie. — Péricarde. — On trouve des adhérences

péricardiques au niveau de la face antérieure du cœur. Il n'existe ni péricardite aiguë, ni épanchement.

Cœur. — Le ventricule gauche est dilaté ainsi que l'orifice mitral. On observe également une dilatation du ventricule droit et de l'orifice tricuspide. Le cœur droit est rempli de caillots. Il n'existe pas de lésions appréciables d'inflammation aiguë ou chronique des valvules auriculo-ventriculaires.

Si on ouvre l'aorte ascendante, on constate toutes les lésions habituelles de l'aortite verruqueuse avec épaississement de la paroi ; boursouflement, verrucosités, sillons très accentués sur la surface interne sans athérome.

A. — *Anévrismes cupuliformes comprimant l'infundibulum et le tronc de l'artère pulmonaire.* (fig. I).

On trouve, en premier lieu, quatre anévrismes cupuliformes déprimés en doigts de gant, ne contenant pas de caillots, développés sur le côté gauche de l'aorte ascendante et faisant saillie dans la portion contiguë et juxtaposée de l'infundibulum et du tronc de l'artère pulmonaire.

Le premier de ces diverticules anévrismatiques siège au niveau du sinus de Valsalva latéral gauche ; il peut loger une noisette ; il a deux centimètres de profondeur ; il pointe en bas et à gauche, refoulant et rétrécissant ainsi l'infundibulum de l'artère pulmonaire.

Le second anévrisme sus-sigmoïdien, situé immédiatement au-dessus du premier, a le même volume ; sa direction est plus horizontale. Il fait saillie dans le tronc de l'artère pulmonaire au niveau d'une des valvules sigmoïdes qui s'accole sur la proéminence formée par cet anévrisme.

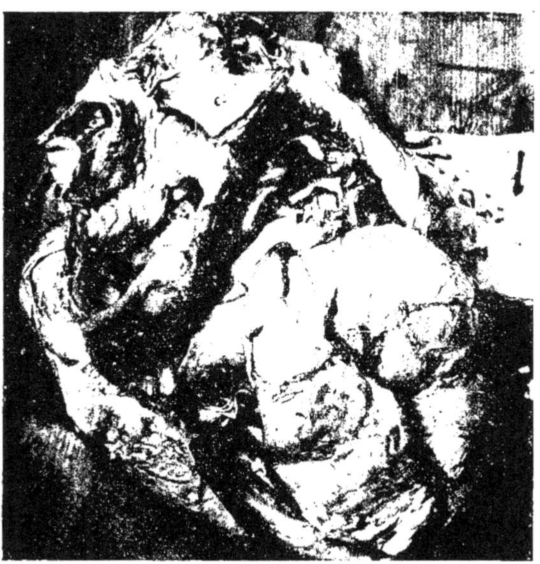

Fig. 1. — Photographie du cœur et des anévrismes de l'aorte ascendante de l'Observation I.

On voit de haut en bas, la crosse de l'aorte ouverte et repliée et l'origine des grosses artères émergentes ; au-dessous et à droite, l'orifice du collet conduisant dans l'anévrisme à diverticule latéral droit et postérieur ; puis sur le même niveau, les quatrième et troisième anévrismes cupuliformes faisant saillie dans le tronc de l'artère pulmonaire et, plus bas, l'anévrisme sus-sigmoïdien pointant dans la cavité de ce vaisseau, puis l'anévrisme du sinus de Valsalva développé en bas et à gauche et proéminant dans l'infundibulum de l'artère pulmonaire.

Le troisième et le quatrième anévrismes se sont développés à trois et cinq centimètres de l'origine de l'aorte, sur la partie gauche de l'aorte ascendante en rapport avec l'artère pulmonaire ; ils sont accolés l'un à l'autre ; ils mesurent deux centimètres de diamètre et font tous deux, dans la partie supéro-latérale droite du tronc de l'artère pulmonaire, une saillie en doigt de gant, pouvant loger l'extrémité de l'index et rétrécissant notablement le calibre de ce vaisseau.

B. — *Anévrisme de la partie latérale droite et postérieure de l'aorte ascendante refoulant en avant le tronc de l'artère pulmonaire, comprimant sa branche droite, la veine cave supérieure, les oreillettes et les auricules.*

Cet anévrisme à diverticule latéral droit et postérieur s'est développé à trois centimètres au-dessus des valvules sigmoïdes, sur un point diamétralement opposé aux troisième et quatrième anévrismes cupuliformes comprimant l'artère pulmonaire, mais au même niveau. Il est sphérique et a le volume d'une orange ; il mesure 22 centimètres de circonférence, 8 de hauteur, 6 d'épaisseur et 10 de largeur à la base au niveau de la saillie de la poche dans les oreillettes et auricules droites et gauches ; il est intra-péricardique. Ce siège explique la multiplicité, l'étendue et l'intensité des compressions qu'il exerce sur les vaisseaux et cavités de la base du cœur.

Son collet, légèrement ovalaire, à 5 centimètres de largeur et 4 de hauteur ; ses bords sont nets, réguliers, mobiles ; ils forment une sorte de valve fibreuse, mince, ayant 1 centimètre et demi de hauteur.

En haut, le niveau supérieur de l'anévrisme affleure la

crosse de l'aorte ; en bas, la poche descend jusqu'à l'orifice auriculo-ventriculaire droit et a contracté de solides adhérences avec l'auricule droite ; en avant et à gauche, elle refoule le tronc de l'artère pulmonaire. A droite, l'anévrisme aplatit complètement le tronc de la veine cave supérieure, sur une étendue de 7 centimètres. L'origine des deux troncs veineux brachio-céphaliques est également comprimée et aplatie.

En bas et à droite, la partie inférieure de l'anévrisme comprime et refoule l'auricule et l'oreillette droites ; elle fait une forte saillie hémisphérique ayant 7 centimètres de largeur et 5 de hauteur, et pointant un peu au-dessus de l'orifice tricuspide qui est dilaté.

En haut et à gauche, l'anévrisme comprime fortement la branche droite de l'artère pulmonaire. Plus bas, il comprime l'oreillette gauche.

La trachée et l'œsophage ne sont pas comprimés, mais la partie antéro-latérale de la grosse bronche droite est aplatie par l'anévrisme.

Poumons. — Ils sont le siège d'une forte congestion avec œdème considérable et laissent ruisseler à la coupe une abondante sérosité de couleur rosée. Pas d'épanchement pleurétique.

Reins. — Ils sont congestionnés, rétractés et durs, présentant le type du rein cardiaque. Dans la substance corticale se trouvent de petits kystes à contenu séreux.

Capsules surrénales. — Elles sont dures et hypertrophiées.

Rate. — Elle est petite, dure et scléreuse ; deux rates accessoires.

Vésicule biliaire. — Elle est volumineuse et contient trois gros calculs.

Foie. — Il est rétracté et offre les caractères du foie

cardiaque, avec forte congestion des veines sus-hépatiques.

Intestin. — Il est congestionné et de couleur rouge brun.

Centres nerveux. — On ne constate que de la congestion des méninges.

En résumé, ce cas comprend des anévrismes multiples de l'aorte intra-péricardique ; les premiers, développés sur la partie latérale gauche de l'aorte, refoulent l'infundibulum et le tronc de l'artère pulmonaire ; le dernier plus volumineux, à diverticule latéral droit et postérieur, comprime la branche droite de l'artère pulmonaire, la veine cave supérieure et les deux oreillettes et auricules.

Observation II

Publiée en 1898 dans la *Revue de Médecine*, par M. le professeur Boinet

Il s'agit d'un charretier, âgé de 38 ans, non syphilitique, atteint de grippe grave en 1890 et en 1896, sans autres antécédents morbides. Il présentait de l'essoufflement, des palpitations et des signes de sclérose pulmonaire.

A son entrée à l'hôpital, on perçoit, à l'orifice aortique, un souffle au premier temps, dont le maximum se trouve vers le troisième espace intercostal, à trois travers de doigt du sternum, se propageant vers l'aisselle droite. La jugulaire droite est distendue, gonflée d'une façon permanente, sans pulsation anormale. Quelques mois plus tard, on constate un défaut de synchronisme dans le choc des valvules aortiques et pulmonaires. Il existe, en outre, sur le trajet de l'artère pulmonaire, un peu au-dessus et à gauche de son foyer normal d'auscultation, une sorte de bruit soufflant précédant le dédoublement du second temps. Il tenait, comme l'autopsie le démontra, à la saillie formée par l'anévrisme de l'aorte intra-péricardique dans le tronc de l'artère pulmonaire. Peu à peu, la distension des jugulaires augmente, l'œdème envahit la face et les paupières. Le cou et les membres supérieurs sont aussi œdémateux. La dyspnée devient intense et l'œdème pulmonaire apparaît. Mort subite par syncope.

Autopsie. — Au niveau de la portion latérale droite et postérieure de l'aorte ascendante, existe une tumeur anévrismale sphérique et régulière, ayant le volume d'une tête de fœtus à terme, mesurant 46 centimètres de circonférence, 12 de hauteur, 15 de largeur et 11 d'épaisseur. A deux centimètres au-dessus du bord libre des valvules sigmoïdes de l'aorte, qui sont saines et suffisantes, se trouve un collet circulaire à bords nets, qui mesure 7 centimètres dans son axe vertical et 8 centimètres dans sa plus grande largeur, et qui conduit dans une large poche anévrismale, dont la moitié inférieure, du volume d'une orange, est occupée par une couche épaisse de caillots fibrineux imbriqués (fig. II).

Elle fait saillie à droite dans l'oreillette et l'auricule droites, la veine cave supérieure, et à gauche, dans le tronc de l'artère pulmonaire, l'oreillette et l'auricule gauches. La surface de ces caillots est irrégulière. Leur aspect est feutré, stratifié. Leur niveau se trouve à deux travers de doigt au-dessous du bord inférieur du collet. La partie inférieure de la poche, régulièrement convexe, fait saillie, en bas dans l'oreillette droite jusqu'au niveau de l'anneau de la valvule tricuspide. A droite, l'anévrisme comprime la veine cave supérieure ainsi que l'origine des

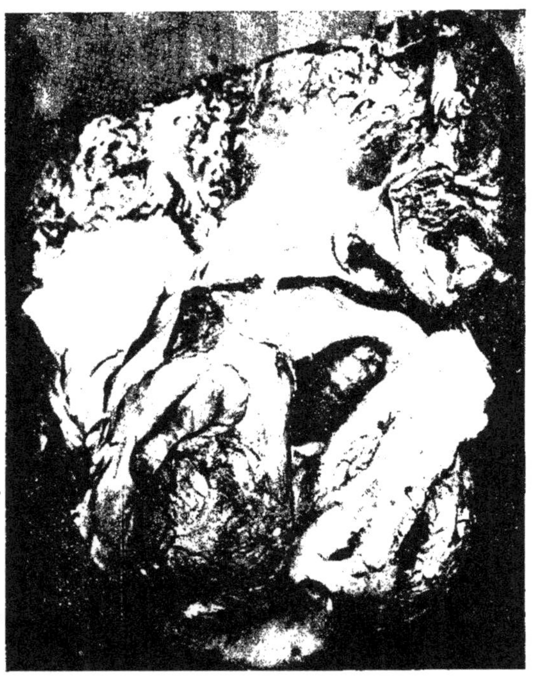

Fig. 2. — Anévrisme de l'aorte ascendante à diverticule latéral droit et postérieur.

Au-dessus du ventricule ouvert, on voit les contours de la poche anévrismale, ayant le volume d'une tête de fœtus ; puis sur la moitié droite, on constate, en outre, l'orifice des grosses artères émergeant de la crosse et, au-dessus, le large collet de cet anévrisme. — Sur la moitié gauche se trouvent la saillie de la poche anévrismale et, au-dessous, sa proéminence dans le tronc de l'artère pulmonaire, puis dans l'oreillette gauche.

deux troncs veineux brachio-céphaliques. La trachée, les bronches et l'œsophage ne sont l'objet d'aucune compression. Les deux poumons sont infiltrés de tubercules dans toute leur étendue.

La partie juxta-aortique de l'artère pulmonaire est refoulée par l'anévrisme, qui fait dans l'intérieur de ce vaisseau une saillie semi-sphérique, ovoïde et régulière, recouverte par une surface endartérique intacte. Cette voussure mesure 2 centimètres de largeur, 15 millimètres de hauteur et 3 centimètres de longueur. Elle réduit la lumière de l'artère pulmonaire à une fente linéaire.

La même saillie de l'anévrisme repousse également l'oreillette gauche.

Le ventricule gauche paraît normal. Sur l'aorte thoracique, se trouve un petit anévrisme cupuliforme, du volume d'un noyau de cerise.

Observation III

En collaboration avec M. le professeur Boinet

Antécédents. — Lag..., âgé de 59 ans, veilleur de nuit, nie tout antécédent morbide héréditaire ou personnel. Il nie en particulier la syphilis, l'impaludisme et l'alcoolisme. il n'a jamais été atteint que d'une forte grippe, compliquée de pneumonie, qui survint à la suite des circonstances suivantes :

En avril 1904, il fut agressé et jeté dans un bassin. Il en fut retiré par des voisins accourus à ses cris. Ce refroidissement fut suivi de grippe et de broncho-pneumonie.

Le malade se rétablit lentement et reprit son travail.

Quelques semaines après, il ressent une douleur assez vive à la partie interne du deuxième espace intercostal droit, puis une tumeur pulsatile apparut sur ce point. C'est à ce moment qu'il entra pour la première fois à l'Hôtel-Dieu, salle Ducros.

Il présentait à ce moment les symptômes classiques de l'anévrisme intra-thoracique de l'aorte ascendante, faisant saillie dans le deuxième espace intercostal droit, recouvert d'une peau mince, lisse, tendue, et caractérisé par des battements expansifs et un souffle net anévrismatique.

Le traitement consista en repos au lit, application de glace sur la tumeur et injections de sérum gélatiné et ichthyocollé. Le malade, au bout de quelques mois, notablement amélioré, sortit de l'hôpital et reprit son travail.

Il revint dans le service en juin 1905, avec les mêmes symptômes, plus accentués. Il présentait, de plus, le « cou en pélerine » et de la dilatation des veines jugulaires.

Le souffle systolique qui existait pendant le premier séjour du malade à l'hôpital a disparu. Il est remplacé par un bruit sourd. Les pouls radiaux sont réguliers et synchrones. Le cœur est légèrement hypertrophié. A la pointe existe un souffle systolique.

Le traitement améliora encore le malade, qui voulut sortir. Mais il dut rentrer de nouveau en mai 1906.

A ce moment, l'anévrisme a fait des progrès sensibles. Il proémine en avant, en haut et à droite, faisant une voussure de 8 centimètres de diamètre environ. Il fait saillie dans le creux sus-claviculaire et subluxe l'extrémité interne de la clavicule droite. La compression vasculo-ner-

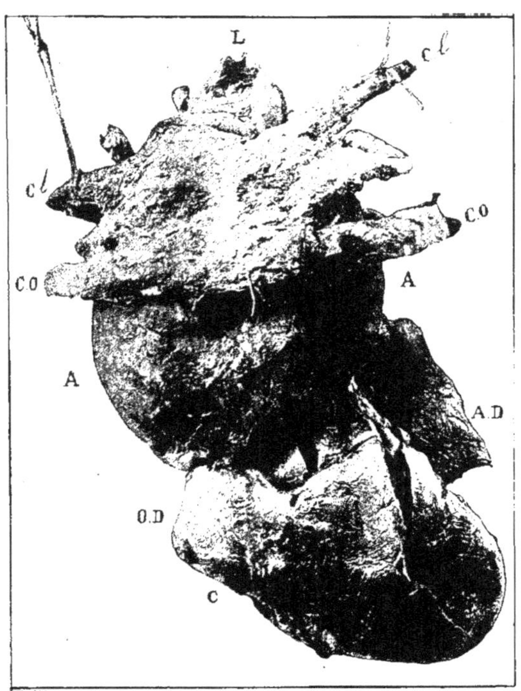

Fig. 3 — Anévrisme de l'aorte ascendante et de la crosse de l'aorte vu par sa face antérieure.

A., Poche anévrismale ; *A. D.*, Aorte descendante ; *C.*, Cœur : *O. D.*. Oreillette droite : *Cl.*. Clavicule ; *C. O.*, Côtes : *L.*. Larynx.

En haut et à droite, la poche anévrismale comprime le tronc de la veine cave supérieure et le tronc veineux brachio-céphalique ; à droite et en bas l'anévrisme adhère à l'oreillette et à l'auricule droites ; à gauche, il refoule et comprime l'artère pulmonaire : en bas et à gauche, il fait saillie dans l'oreillette gauche.

veuse se traduit par la sensation de refroidissement et de fourmillements dans le membre supérieur droit.

La compression de la veine inférieure se traduit par la déformation du cou, nommée « cou en pélerine », ainsi que par le reflux rétrograde du sang de bas en haut, dans la jugulaire externe droite, préalablement vidée de son sang par la pression ascendante de l'index sur le trajet de ce vaisseau.

En juin, les phénomènes de compression s'accentuent encore ; le larynx est refoulé à gauche et en arrière en même temps qu'il subit une sorte de torsion sur son axe.

En mars 1907, la dyspnée apparaît, s'accompagnant d'un bruit de cornage intense. La compression récurrentielle se traduit par des troubles de la voix et de la toux. L'inspiration est de plus en plus pénible et prolongée. La dysphagie est marquée. La pupille est dilatée.

L'état général s'aggrave ; la dyspnée est continue, intense, la face et les lèvres s'œdématisent et le malade succombe le 8 juillet 1907.

Autopsie. — Cavité thoracique. — L'anévrisme est recouvert en grande partie par le poumon droit congestionné, coloré en rouge brun, et lui est uni par de nombreuses adhérences. Le poumon gauche, qui est dans le même état que le droit, adhère au péricarde. Il existe une symphyse cardiaque presque complète. Les plèvres sont épaissies et adhèrent aux poumons (fig. III).

L'anévrisme commence à trois centimètres au-dessus de l'origine de l'aorte et comprend l'aorte ascendante et la crosse de l'aorte. Il n'est donc que partiellement intra-péricardique. Il mesure en hauteur 14 centimètres en arrière, 17 en avant ; en largeur, 19 centimètres. Sa circonférence atteint 42 centimètres. Sa forme est ovoïde avec un prolongement supéro-latéral droit.

La partie supérieure de l'anévrisme comblant le creux sus-claviculaire droit, refoule le larynx à droite et en arrière, et comprime l'origine des troncs veineux brachio-céphaliques de la veine cave supérieure et des nerfs du plexus brachial droit.

La face antérieure de l'anévrisme répond au sternum, avec lequel elle a contracté des adhérences.

Sa face droite comprime la veine cave supérieure, les troncs veineux brachio-céphaliques et le nerf phrénique droit.

Sa partie inférieure, intra-péricardique, comprime les cavités droites du cœur, l'artère et les veines pulmonaires, l'oreillette et l'auricule gauches.

Enfin, la face postérieure de l'anévrisme remplit l'hémithorax droit, comprimant les deux récurrents, les deux pneumo-gastriques et refoulant l'œsophage en arrière et à gauche. La trachée, refoulée en arrière et à gauche, s'est creusée une gouttière sur la face postérieure de l'anévrisme. Elle est aplatie en fourreau de sabre et a subi un mouvement de torsion sur son axe, de droite à gauche et d'avant en arrière. Le cœur présentait un léger degré d'insuffisance mitrale. (fig. IV).

En résumé, chez ce malade, les troubles cardiaques étaient produits par la compression des cavités droites du cœur, de la veine cave supérieure, et par la symphyse du péricarde.

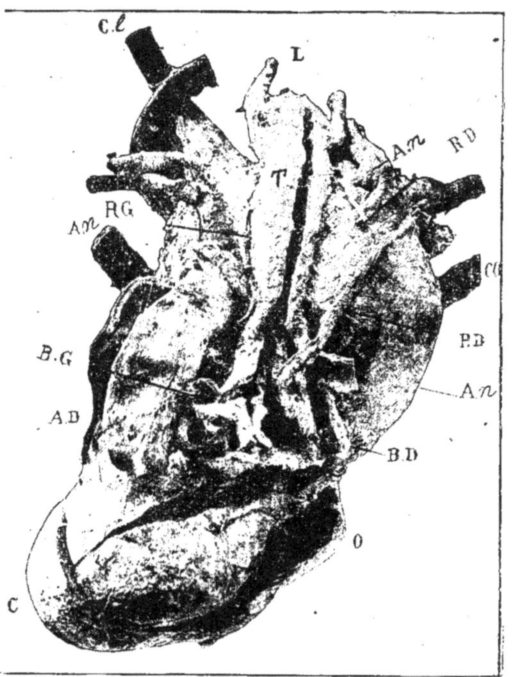

Fig. 4. — Anévrisme de l'aorte ascendante et de la crosse de l'aorte vu par sa face postérieure.

C., Cœur ; *A. D.*, Aorte descendante ; *O.*, Oreillette ; *B. G.*, Bronche gauche. *B. D.*, Bronche droite ; *C. O.*, Côtes ; *Cl.*, Clavicule ; *T.*, Trachée ; *L.*, Larynx ; *R. G.*, Nerf récurrent gauche ; *R. D.*, Nerf récurrent droit ; *An.*, Anévrisme volumineux déviant, comprimant et refoulant la trachée, les grosses bronches, les deux nerfs récurrents, la veine cave supérieure et le tronc veineux brachio-céphalique.

Observation IV

(Résumée)

D'Espine. — *Revue de Médecine*, 1902

Homme de 54 ans, entré le 31 décembre 1892 dans le service du professeur Revilliod, à l'hôpital cantonal de Genève.

Renseignements. — Syphilis contractée à l'âge de 38 ans. Pas d'alcoolisme. Le malade est un grand fumeur.

Etat actuel. — Le malade a l'air plus vieux que son âge ; il a le teint blanc, jaune cire, rappelant le faciès aortique. Il souffre de palpitations et de dyspnée d'effort ; il n'a jamais eu d'angoisse précordiale ni d'attaques d'angine de poitrine. Le choc précordial n'est pas visible ; il est à peine perceptible au toucher, et a son siège normal dans la cinquième espace. Il existe un second choc ondulatoire visible dans le deuxième et le troisième espace intercostal gauche, immédiatement en dehors du bord gauche du sternum.

La matité cardiaque n'est pas agrandie ; il n'y a pas de voussure précordiale. Submatité dans toute l'étendue du sternum.

On entend un gros souffle dans toute la région précordiale, ayant son maximum à la base, au foyer de l'artère pulmonaire ; ce souffle est surtout diastolique, mais il est précédé d'un souffle plus faible au premier temps.

Au foyer aortique, on entend aussi le souffle diastolique, mais il est notablement plus faible qu'au foyer pulmonaire.

Le professeur Revilliod diagnostique une insuffisance de l'artère pulmonaire.

Les pouls radiaux sont isochrones et leur tracé sphygmographique ne présente pas de différence à noter. Ils sont légèrement bondissants.

On constate un pouls visible des carotides et des battements épigastriques. Il n'y a pas de pouls capillaire. Le malade a un œdème léger des pieds. Urée, 36 pour 1000.

La dyspnée est paroxystique ; elle augmente après les repas et s'accompagne alors de violents battements du cœur et des carotides.

Le 6 janvier 1893, on constate des râles sous-crépitants fins à la base gauche, de l'œdème des pieds, des jambes, des cuisses et du scrotum.

Le 21 et le 22 janvier, le malade a plusieurs épistaxis ; l'oppression a augmenté.

Le 23 janvier, la nuit a été très mauvaise, malgré la digitale. Aujourd'hui, au niveau de l'artère pulmonaire, le souffle systolique est plus intense que le souffle diastolique.

Le 24 janvier, il y a des crachats bruns, qui indiquent la formation d'un infarctus pulmonaire.

Le 29 janvier, les crachats d'apoplexie pulmonaire sont revenus ; ils sont rouges. La respiration est bruyante, avec râle trachéal ; respiration de Cheyne-Stokes.

Le malade succombe à l'asphyxie pulmonaire le 18 février, à dix heures et demie du soir.

Autopsie. — Faite par le professeur Zahn. Il existe une symphyse totale du péricarde.

Le cœur est agrandi et mesure 14 centimètres de longueur sur 14 de largeur. La surface antérieure de la base du cœur est occupée par une proéminence sacciforme cachant entièrement l'origine de l'aorte et la partie droite du tronc de l'artère pulmonaire.

L'auricule droite adhère fortement au bord de cette poche et l'auricule gauche à son bord gauche.

L'aorte présente, à deux centimètres au-dessus du bord libre des valvules sigmoïdes une ouverture ovalaire sur la paroi antéro-latérale droite, de cinq centimètres de hauteur sur trois de largeur. La poche anévrismale est sacciforme, remplie de caillots mous.

L'artère pulmonaire paraît élargie. Les valvules sont normales, sauf la valvule antérieure, qui est soudée dans toute son étendue à la membrane interne de l'artère. En ce point, où se produisait la compression anévrismale, la paroi artérielle est très amincie.

L'aorte, dilatée jusqu'à la hauteur de la crosse, présente sur sa paroi interne, les lésions de l'endartérite déformante chronique.

Le ventricule gauche est dilaté et légèrement hypertrophié. Il en est de même, mais à un degré plus marqué, de l'oreillette gauche. Le ventricule droit présente une dilatation avec hypertrophie et de la dégénérescence graisseuse. L'oreillette droite est, elle aussi, dilatée, et l'on trouve des thrombus mous dans l'auricule.

Le poumon droit présente de l'atrophie brune avec des adhérences pleurales ; le poumon gauche, petit et lourd, présente des infarctus hémorragiques.

L'estomac a un contenu brunâtre. Les autres organes ne présentent rien de particulier, à part la rate, qui est dure, augmentée de volume, et dont la capsule a des adhérences avec le diaphragme.

En résumé, ce malade présentait un anévrisme de l'aorte à diverticule antéro-latéral gauche, comprimant l'artère pulmonaire. Cet anévrisme, dont le collet se trouvait à 2 centimètres au-dessus des valvules sigmoïdes, était intra-péricardique presque en totalité. Or, nous l'avons vu dans l'observation, ce malade est mort en présentant la plupart des symptômes de l'asystolie.

CONCLUSIONS

I. Il existe une forme d'anévrisme de l'aorte, localisée à la portion ascendante et en particulier à la portion intra-péricardique de ce vaisseau, qui détermine des compressions sur le cœur, sur la veine cave inférieure et sur l'artère pulmonaire.

II. Par suite de ces compressions, les malades porteurs d'anévrismes intra-péricardiques, ressemblent à de véritables cardiaques, et meurent avec le syndrome de l'asystolie.

III. Le diagnostic se fera par un examen attentif des symptômes physiques et par une analyse minutieuse des troubles fonctionnels.

BIBLIOGRAPHIE

ALBERTINI. — Animadversiones super quibusdam respirationis vitiis, T. I, 1731.

ANDRAL. — Traité des maladies du cœur.

BAMBERGER. — Traité des maladies du cœur.

BAYFORD. — Account of two aneurims of the aorta. In Med., Observ.. and Inquiries, 1767, t. III.

BELLINGHAM. — Dublin Médical Presse, tome XIX, 1848.

BOINET. — Traitement par la méthode de Lancereaux d'un anévrisme de l'aorte ascendante. Rétrécissement extrinsèque de l'artère pulmonaire par les caillots intra-anévrismaux. Tuberculose secondaire des poumons. Revue de Médecine, 1898.

— Traitement des anévrismes de l'aorte par les injections sous-cutanées de sérum gélatiné. Archives provinciales de Médecine, Paris, 1899.

— Anévrismes intra-péricardiques de l'aorte avec compression des vaisseaux et cavités de la base du cœur. Bulletin de l'Académie de Médecine, 1908.

— Anévrisme de l'aorte ascendante avec syndrome asystolique et médiastinal complet. Bulletin de l'Académie de Médecine, 1908.

— Maladies des artères et de l'aorte. In Traité de Médecine de Brouardel et Gilbert.

BOUILLAUD. — Diagnostic des anévrismes de l'aorte. Thèse de Paris, 1823.

BURNS. — Traité des maladies du cœur et des vaisseaux.

BRYDON. — Edimburg Medical and Surgical Journal. T. IV, 1858.

CLAPTON. — Medical Times and Gazette, 1858.

CHARCOT. — Œuvres complètes, T. V.

CHARCOT et BALL. — Maladies de l'aorte. In Dictionnaire encyclopédique.

COHN. — Ein Seltener Falle von aneurisma aortœ ascendentis. In Günsburg Zeitschrift für Klinische Medizin. Vol. IX, 1859.

CORNIL et RANVIER. — Traité d'anatomie pathologique.

CRUVEILHIER. — Traité d'anatomie pathologique.

DALMAS et CHOMEL. — Anévrismes de l'aorte. In Dict., en 30 volumes, Vol. III.

DECHAMBRE. — Dictionnaire encyclopédique des Sciences Médicales. T. V.

DIEULAFOY. — Manuel de pathologie interne.

DOUGLAS-POWEL. — Semaine Médicale, 1889.

DUBREUIL (de Montpellier). — Observations et réflexions sur les anévrismes de la portion ascendante de la crosse de l'aorte, 1841.

DUSOL et LEGROUX. — Annales de Médecine, 1839, T. V.

EBSTEIN. — Die Archiv für Klinische Medizin, 1869, T. VI.

ESPINE (d').— L'anévrisme de l'aorte ascendante à diverticule antéro-latéral gauche. Revue de Médecine, 1902.

FORGET. — Traité des maladies du cœur.

FÔRSTER. — Atlas d'anatomie pathologique.

GAIRDNER. — Illustration of thoracic aneurism and remarks. In Monthly Journal of Med. Sc., 1853.

GENDRIN. — Mémoire sur le diagnostic des anévrismes des grosses artères. Revue Médicale, 1843, T. III.

GREENE. — Dublin Journal of Medic. Sc., 1836.

GUATTANI. — De extern. aneurisma. Romæ, 1772.

HABERSHON. — Medical Times and Gazette, février 1864.

HALL. — Medical observ. and inquiries, T. IV.

HALLER. — Progr. de aneurisma aortœ, Gôttingen, 1749.

HOGDSON. — Traité des maladies des artères et des veines.

HOEDLMOSER. —Zeitschr. für Klinische Medizin, 1901, T. XXIII.

HUBER. — Corr. Blatt. für Scheiraertze, 1892.

HUCHARD. — Maladies du cœur et de l'aorte.

JACCOUD. — Semaine Médicale, 1887.

KRISHABER. — Comptes-rendus de la Société de biologie. Paris, 1867.

LAENNEC. — De l'auscultation médiate.

LANCEREAUX et PAULESCO.— Bulletin de l'Académie de Médecine, 1898.

LANCISI. — De motu cordis et aneurysmatibus. Romæ, 1728.

LAUTH. — Scriptorum latinorum de aneurysm. collectio, 1788.

LEBERT. — In Virchow's Handbuch der sp. Pathol. und Therapie, Band. V.

LEUDET. — Comptes-rendus de la Société de Biologie. Paris, 1863.

LE FORT. — Article « Anévrisme », du Dictionnaire encyclopédique.

LYONS. — Dublin Quartely Journal, 1852.

MARCHETTIS (Pierre de). — Recueil d'observations rares, 1858.

MAREY. — Physiologie médicale de la circulation du sang.

MATANI. — De aneurysmaticis prœcordiorum morbis, 1756.

MILLIARD. — Bulletin de la Société Anatomique, 1861.

MONNERET et FLEURY. — Compendium de Médecine pratique, T. I.

MORGAGNI. — De sedibus et causis morborum.

ŒTTINGER. — Maladies des vaisseaux sanguins. In Tr. de Médecine de Charcot et Bouchard.

OLIVER. — Medical Times and Gazette, 1881, T. II.

PAUL (Constantin). — Diagnostic et traitement des maladies du cœur.

PEACOCK. — Lancet, 1868, T. I.

POIRIER et CHARPY. — Traité d'anatomie humaine.

POTAIN. — Union médicale, 1865.

RENAULT.— Art. « Anévrismes », in Manuel de Médecine de Debove et Achard.

RÉNON. — Conférences pratiques sur les maladies du cœur et des poumons.

RINDFLEISH et OBEOMEIER. — Die Archiv. für Klinische Medizin, 1869, T. V.

ROKITANSKY. — Traité d'anatomie pathologique.

SCHRÔTER. — Nothnagel's spec. patholog. and Therapeut., 1899, XV.

STOKES. — Traité des maladies du cœur et de l'aorte.

TESTUT. — Traité d'anatomie humaine.

TESTUT et JACOB. — Anatomie topographique.

THOMPSON. — Account of au aneurism of the aorta. In Med. Observations and inquiries, 1767.

VALCARENGHI. — De aneurysmate observationes, 1741.

VALLIN. — Bulletin de la Société médicale des Hôpitaux de Paris, 1879.

VERDIÉ. — Des anévrismes d'origine syphilitique. Thèse de Paris, 1884.

VESALE. — In Th. Boneti sepulchretum anatomicum, lib- IV.

WELCH. — Bulletin de la Société royale de Médecine et de Chirurgie de Londres, 1875.

SERMENT

En présence des Maîtres de cette Ecole, de mes chers condisciples, et devant l'effigie d'Hippocrate, je promets et je jure, au nom de l'Être suprême, d'être fidèle aux lois de l'honneur et de la probité dans l'exercice de la Médecine. Je donnerai mes soins gratuits à l'indigent, et n'exigerai jamais un salaire au-dessus de mon travail. Admis dans l'intérieur des maisons, mes yeux ne verront pas ce qui s'y passe ; ma langue taira les secrets qui me seront confiés, et mon état ne servira pas à corrompre les mœurs ni à favoriser le crime. Respectueux et reconnaissant envers mes Maîtres, je rendrai à leurs enfants l'instruction que j'ai reçue de leurs pères.

Que les hommes m'accordent leur estime si je suis fidèle à mes promesses! Que je sois couvert d'opprobre et méprisé de mes confrères si j'y manque !